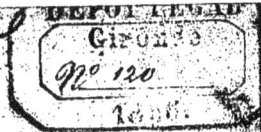

DE L'INJECTION

DU

PERCHLORURE DE FER

DANS LE SYSTÈME VEINEUX

considérée

comme moyen de guérir les varices et les ulcères rebelles des membres inférieurs.

Mémoire lu à la Société de Médecine par le docteur EUGÈNE SOULÉ, chirurgien de l'Hôpital Saint-André, membre correspondant de la Société de Chirurgie de Paris.

BORDEAUX

IMPRIMERIE GÉNÉRALE DE Mme CRUGY, RUE ET HOTEL SAINT-SIMÉON, 16.

—

1856

DE

L'INJECTION DU PERCHLORURE DE FER

DANS LE SYSTÈME VEINEUX,

considérée

comme moyen de guérir les varices et les ulcères rebelles
des membres inférieurs.

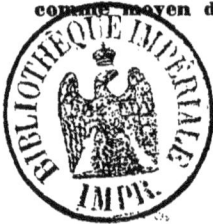

Les inconvénients des dilatations variqueuses des veines sont d'une trop grande évidence pour avoir besoin de démonstration; chez certains individus, ils sont poussés jusqu'aux proportions d'une véritable infirmité, à laquelle ne remédient que très-incomplètement les appareils sur lesquels est basée la cure palliative. Ces derniers, en effet, sont de difficile application pour la classe ouvrière, vouée à des travaux pénibles et ne pouvant que difficilement s'astreindre aux soins de propreté.

Joignons à cela les contusions, les froissements qui peuvent avoir lieu, et nous aurons l'étiologie ordinaire de ces ulcères rebelles, qui condamnent les individus qui les portent à encombrer de leur présence les salles de nos hôpitaux. On sait combien dans ces cas les guérisons sont éphémères; aussitôt que le malade se lève, qu'il se livre à un travail un peu pénible, la cicatrice se rouvre, et l'affection récidive avec des caractères beaucoup plus graves que la première fois.

Dans quelques circonstances heureusement fort rares, les varices ont une véritable gravité. Des morts dues à leur ouverture ont été signalées par plusieurs auteurs. Les traités de médecine opératoire de Lisfranc, de M. Velpeau, les recueils périodiques, en contiennent des exemples irrécusables.

Tous ces inconvénients ont fait de bonne heure réfléchir les chirurgiens, et leur ont inspiré des moyens propres à amener l'oblitération des veines variqueuses. Depuis l'extirpation et la cautérisation actuelle qu'employaient les anciens, des procédés nombreux, et d'une valeur incontestable pour la plupart, ont été tour à tour préconisés. La section des veines conseillée par Béclard, leur excision, leur incision, la ligature à l'air libre ou par la méthode sous-cutanée, les sétons dont l'usage est dû à Fricke de Hambourg, les procédés de MM. Franck, Velpeau, Davat, enfin la cautérisation potentielle de MM. Velpeau, Bérard, Bonnet de Lyon, sont une preuve des avantages qu'on a assignés à l'oblitération des veines.

Reconnaissons-le cependant, Messieurs, le danger n'a pas tardé à se révéler. Cela devait être ; on n'agit pas, en effet, impunément sur des tissus d'une susceptibilité physiologique aussi grande que celle dont est doué le système veineux. La suppuration expose ici à la phlébite, à la résorption purulente, affection qui malheureusement est presque synonyme de mort. Aussi, si les bornes de ce travail ne nous interdisaient une appréciation raisonnée des procédés employés jusqu'à ce jour pour oblitérer les veines, chercherions-nous à vous démontrer que le chirurgien doit se laisser guider dans son choix par les chances plus ou moins grandes de suppuration que telle ou telle manœuvre est susceptible de donner ; c'est à ce titre que l'incision, que la ligature, que le passage de corps étrangers dans l'intérieur de ces vaisseaux ont été justement abandonnés, et que, depuis plusieurs années, les chirurgiens n'attaquaient plus les veines que par la cautérisation.

Ce procédé, en effet, expose moins que les autres à l'angioleucite, à la phlébite, et a pour avantage principal, s'il est appliqué avec assez de vigueur, de déterminer la coagulation du sang avant le travail suppuratif qui doit favoriser l'élimination de l'eschare. Signalons ici, en toute justice, les progrès que M. Bonnet de Lyon a imprimés à cette partie de la thérapeutique. Primitivement la potasse caustique fut employée. Sa tendance fâcheuse à attaquer les tissus plutôt en surface qu'en profondeur, ne tarda pas à lui faire substituer la pâte de Vienne. Enfin, le chlorure de zinc solidifié par l'amidon, ou caustique de Cancoin, sembla au chirurgien de Lyon réunir à une activité beaucoup plus grande, des chances d'innocuité que n'offraient pas les autres caustiques. Un des élèves les plus distingués de M. Bonnet, M. le docteur Philippeau, s'est chargé, dans une communication récente, de vous démontrer les motifs sur lesquels son maître base la préférence qu'il accorde ici à cet agent thérapeutique.

Tel était, Messieurs, l'état de la pratique sur ce point, lorsque la découverte de Pravaz fut appliquée à la solidification des anévrismes. De là au traitement des varices par l'injection du sel ferrique, il n'y avait qu'un pas. Il restait seulement à classer ce moyen, à déterminer par des chiffres quelles devaient être ici les chances d'innocuité. Pour ma part, au début, je l'avoue, je me sentis peu disposé à le mettre en pratique. J'avais toujours eu peu de prédilection pour les procédés divers inventés pour oblitérer les veines, même pour la cautérisation. Je n'avais encore fait aucune tentative dans ce sens.

Telles étaient mes tendances, lorsque parut la donation de M. Verrier, qui instituait, comme vous le savez, un prix de 300 francs pour l'auteur du meilleur travail sur le traitement des varices et des tumeurs érectiles par le perchlorure de fer. L'acceptation de ce legs par la Société de Chirurgie de Paris, qui se trouvait désignée comme juge de ce concours, a vaincu toutes mes répugnances, en même temps que les expériences nombreuses tentées par les concurrents m'ont fait penser que j'avais envisagé la question à un point de vue trop pessimiste.

Dès lors, je me suis mis à l'œuvre, j'ai pratiqué plusieurs injections dans les veines variqueuses, en m'entourant de toutes les chances possibles d'innocuité, et me promettant bien de ne pas persévérer dans cette voie si des inconvénients venaient se révéler à moi. Ce sont ces observations, Messieurs, avec les réflexions pratiques qu'elles m'ont suggérées, que j'ai l'honneur de soumettre aujourd'hui à votre attention, toujours si bienveillante pour moi.

Je me propose d'examiner successivement, dans ce travail, les questions suivantes : J'étudierai d'abord l'action physiologique de l'injection du perchlorure de fer sur les veines, et les transformations diverses que peut subir le caillot que ce sel détermine. Je chercherai ensuite quelle est l'influence de l'injection veineuse sur les ulcères des membres inférieurs et sur la solidité des cicatrices. Le manuel opératoire m'occupera ensuite. J'attache une grande importance à sa stricte observation ; car, avec quelques précautions, il sera possible d'opérer avec de très-grandes chances d'innocuité. Enfin, je terminerai par quelques remarques sur la cure radicale des varices et sur sa véritable valeur.

1° Action physiologique de l'injection de perchlorure de fer sur les veines, et le sang contenu dans leur intérieur.

Une solution concentrée de perchlorure de fer, mise en contact avec du sang veineux, le coagule très-promptement, en constituant un caillot brunâtre, et que je ne puis mieux comparer qu'à du marc de café. La coagulation est instantanée et m'a paru être plus prompte encore que lorsqu'on agit sur du sang artériel.

A peine quelques gouttes de perchlorure de fer ont-elles été injectées dans une veine, que celle-ci durcit immédiatement dans l'étendue de trois ou quatre centimètres. Presque instantanément, un caillot peut être apprécié. Mou d'abord, dépressible sous le doigt qui le malaxe, il acquiert peu à peu de la dureté et se transforme bientôt en une véritable induration. Son volume paraît augmenter avec assez de rapidité, mais le gonflement des parties ambiantes est pour beaucoup dans ce résultat.

Les suites de l'injection sont différentes, selon le degré d'inflammation qui se développe. Je crois, me fondant sur ce que j'ai vu, pouvoir classer sous quatre chefs principaux les symptômes qui se déclarent. Ce ne sont, du reste, que les diverses phases par lesquelles passe le caillot, et la manière dont il peut se comporter.

Premier degré. — Il n'y a pas d'inflammation. Le caillot dont j'ai tout à l'heure décrit la formation passe par les phases suivantes : après être resté quelques jours stationnaire, il se résorbe, mais avec lenteur, en passant successivement par des degrés moindres de consistance. Tout cela a lieu sans la moindre inflammation. Le doigt peut, en effet, apprécier le caillot, libre de toute inflammation périphérique à la veine. Aucune douleur à la pression, point de rougeur; rien, en un mot, qui dénote l'inflammation. La coagulation s'est bien faite, en l'absence de tout phénomène de cette nature.

Un pareil résultat, que j'ai déjà constaté un certain nombre de fois, peut paraître, au premier abord, difficile à concilier avec l'énergie du perchlorure de fer. Cependant, Messieurs, en y réfléchissant un peu, on peut arriver à une explication qui me paraît plausible en tout point. L'instantanéité avec laquelle se forme le caillot, lorsque cet agent chimique est mis en contact avec le sang veineux, lui sert, à mon avis, de base. Si le perchlorure a une action très-active sur nos tissus, il n'en est pas de même de l'espèce de *magma* déterminé par son mélange avec ce liquide. Celui-ci est tout à fait innocent. De plus, il s'accroît progressivement par l'adjonction de couches fibrineuses périphériques. C'est, comme on l'a dit, le mécanisme de la boule de neige.

Si nous ajoutons à cela la petitesse de la piqûre qui est pratiquée à la veine, nous pourrons facilement nous rendre compte de l'absence absolue de phénomènes inflammatoires qui s'observent quelquefois, après l'injection de perchlorure de fer dans le système veineux.

Quoique ce soit là le mode de terminaison le plus à souhaiter, il est cependant juste de faire les restrictions et les réserves suivantes : la récidive est ici beaucoup plus à craindre que dans les formes que nous allons avoir à décrire tout à l'heure. Libre d'adhérences, le caillot peut, en effet, être déplacé, et la perméabilité du vaisseau se rétablir ultérieurement. Pour arriver à l'oblitération sûre et définitive, avec impossibilité de reconstitution de la lumière du vaisseau, il faut quelque chose de plus, c'est-à-dire, un certain degré d'inflammation. C'est maintenant au chirurgien à maintenir dans de justes bornes ce phénomène qu'on observe ordinairement après de pareilles manœuvres.

Deuxième degré. — Si l'inflammation se déclare, le noyau déterminé par l'injection acquiert plus de volume que dans le cas précédent, et des caractères qui indiquent une inflammation plus ou moins vive. La peau rougit, la tumeur est douloureuse au toucher; mais sous l'influence du repos, de cataplasmes émollients, cette phlegmasie se calme et se termine par résolution.

Cette forme présente plus de chances d'oblitération définitive. Les produits plastiques, résultat de l'inflammation, servent à fixer le caillot aux parois du vaisseau, la résorption en est plus longue. Si le chirurgien était toujours maître de maintenir l'inflammation dans de justes bornes, et de l'empêcher de passer à l'état suppuratif, ce mode serait encore plus à souhaiter que le précédent.

Troisième degré. — Il est constitué par la suppuration; dans ce cas, le caillot réagit sur les parois de la veine, se comporte à la façon des corps étrangers, et est, comme ces derniers, éliminé par un abcès d'expulsion.

Ici, Messieurs, commencent les dangers que la théorie nous porte à imputer à l'injection intra-veineuse. C'est maintenant, que la résorption purulente se trouve posée en question. Remarquons, cependant, qu'à l'époque où ce résultat se manifeste, les conditions physiologiques de la veine n'existent plus; son oblitération est déjà faite et diminue par conséquent les chances d'absorption.

Quatrième degré. — Enfin l'inflammation peut acquérir un caractère encore plus fâcheux, et avoir pour terminaison le sphacèle. Je n'ai eu à déplorer cet accident chez aucun de mes malades, car je ne donne pas ce nom à des plaques purement cutanées et d'un diamètre d'une pièce de vingt centimes, tout au plus, que j'ai vu compliquer la forme précédente.

Je réserve la dénomination de sphacèle à une mortification étendue, entraînant par son élimination une véritable plaie, de longue cicatrisation, et devenant alors une vraie complication.

Telles sont, Messieurs, les quatre formes que m'ont paru revêtir les phénomènes consécutifs à l'injection de perchlorure de fer dans les veines. Elles ont été décrites, pour les trois premières du moins, telles qu'elles se sont offertes à mon examen, ainsi que vous allez pouvoir en juger par quelques observations choisies parmi celles que j'ai fait recueillir sur ce sujet par mon interne.

1re OBSERVATION. — Gaston, Jean, âgé de vingt-six ans, portefaix, est porteur, depuis l'âge de quinze ans, de varices volumineuses à la jambe droite, développées principalement aux dépens de la saphène interne. Cette infirmité l'a fait exempter du service militaire.

A diverses reprises, ce membre a été affecté d'ulcères dont la guérison a été toujours fort difficile.

Lors de son entrée à l'Hôpital, salle 10, le 8 septembre 1854, cet homme offrait un ulcère gangréneux et profond, situé à la face interne de la jambe droite, de la dimension d'une pièce de cinq francs environ. Une veine variqueuse apparaissait dans le fond, et, quoique complètement disséquée, fournissait des hémorrhagies abondantes.

Quelques jours après son entrée, deux injections sont faites (six à sept gouttes chaque fois) dans la portion jambière de la saphène, l'une au-dessous du condyle du tibia, l'autre à la portée moyenne de la jambe.

Immédiatement, formation d'un caillot ferme et résistant. Pas la moindre inflammation. L'ulcère se répare avec une très-grande rapidité, et le malade sort de l'Hôpital après vingt-cinq jours.

A cette époque, l'ulcère est complètement cicatrisé; les nodosités, auxquelles avait donné lieu l'injection, sont presque entièrement dissipées. Lorsque le malade se lève, le trajet de la veine se dessine un peu, mais celle-ci paraît dure et singulièrement épaissie. Le calibre de la veine est-il ici complètement effacé? J'en doute; mais il est du moins singulièrement réduit. Le malade a gagné à l'opération une guérison très-prompte de l'ulcère et une amélioration évidente; il est sur la voie d'une cure radicale, à la condition de porter un appareil compresseur.

Ce fait, qui appartient à la première catégorie, c'est-à-dire à celle qui se distingue par l'absence absolue de toute inflammation, ne vous est présenté qu'avec les restrictions que l'on doit toujours poser qnand on traite la science sans idée préconçue et avec le seul désir d'arriver à la vérité.

2ᵉ OBSERVATION. — Giraud, âgé de cinquante-deux ans, menuisier, a des varices aux deux jambes depuis l'âge de dix-huit ans, et des ulcères qui ont plusieurs fois récidivé.

Les dilatations variqueuses étant beaucoup plus sensibles du côté droit, sont choisies pour l'opération. Deux injections sont pratiquées, l'une au-dessous du genou, l'autre à la partie moyenne de la jambe.

L'injection est accompagnée de quelques douleurs, mais amène la coagulation immédiate. Dès le soir une légère inflammation est constatée; les deux noyaux, conséquences de l'injection, sont déjà douloureux, la peau qui les recouvre est rouge; mais ces accidents très-légers sont complètement dissipés dès le quatrième jour.

Le malade sort de l'Hôpital le 1ᵉʳ octobre, dans l'état suivant : les deux points injectés sont à peine appréciables et exempts de douleur, même sous l'influence d'une palpation énergique. L'ulcère du côté injecté est guéri, celui du côté opposé suppure encore. Lorsque le malade marche, on ne constate point de gonflement des veines. La saphène donne, au toucher, la sensation d'un cordon plein et dur, principalement dans la portion de ce vaisseau qui se trouve comprise entre les deux points injectés.

3ᵉ OBSERVATION. — Bramtin Médard, de Parempuyre (Gironde), charpentier, âgé de trente ans, est rentré à l'Hôpital le 11 septembre 1854, salle 17, nº 15, pour se faire traiter d'un ulcère, situé à la jambe gauche, qui l'a déjà plusieurs fois obligé à venir réclamer nos soins. Cet homme est porteur, en outre, de varices volumineuses siégeant aux deux jambes, et réclame l'opération qu'il a vu pratiquer à un de ses voisins.

Le manuel opératoire est ici le même que dans les deux faits précédents; seulement, à raison du nombre des varices, sept injections, dont quatre à la jambe gauche et trois à la jambe droite, sont pratiquées dans la même séance.

Chez ce malade, la troisième forme, ou forme suppurative, s'est manifestée. Toutes les piqûres ont, sans exception, été prises d'inflammation, et plusieurs ont suppuré. J'ai constaté, ici, l'expulsion du caillot, qui m'a servi de type pour établir, ainsi que je l'ai fait, la troisième éventualité consécutive à l'injection. Je dois dire que la vie du malade n'a pas été un seul instant compromise. Dans ce cas, ainsi que chez les autres malades qui m'ont présenté une terminaison identique, les symptômes ont toujours été locaux et la fièvre nulle.

Lorsque ce malade est sorti de l'Hôpital, ses veines ne devenaient plus turgescentes pendant la marche. La guérison sera probablement plus sûre ici que dans les faits précédents, la suppuration intra-veineuse, survenue dans les conditions que je viens de préciser, impliquant leur oblitération.

Je pourrais, Messieurs, multiplier les exemples, mais la relation détaillée de toutes les observations que j'ai recueillies aurait l'inconvénient de vous faire perdre un temps précieux ; c'est pourquoi je me suis simplement attaché à vous représenter les plus saillantes. Une circonstance vous aura probablement frappés, circonstance commune à tous les faits que je viens de relater, et qui, au lit des malades, m'a fortement impressionné. Tous les sujets dont je viens de vous retracer succinctement l'histoire étaient porteurs d'ulcères des jambes. Leur guérison a toujours été d'une extrême promptitude et s'est, pour ainsi dire, effectuée à mon insu, préoccupé que j'étais du résultat de l'opération que j'avais pratiquée. Je me trouve ainsi conduit à examiner l'influence qu'exerce sur les ulcères des jambes l'oblitération du système nerveux superficiel.

2° Action de l'injection sur les membres porteurs d'ulcères rebelles.

Les ulcères des membres inférieurs ont été peu étudiés à raison de leur nature même. Ce n'est point, en effet, de la chirurgie brillante que celle que nous offrent ces malheureux, qui viennent périodiquement encombrer les salles des hôpitaux, et qui exploitent quelquefois, par des irritations volontaires, la facilité avec laquelle les admet l'assistance publique.

L'administration des hôpitaux de Paris les en a en partie bannis et les soumet à un traitement purement externe, confié au bureau central. Ayant eu fréquemment l'occasion d'observer cette maladie, je me suis peu à peu habitué à la considérer avec plus d'intérêt. Je crois qu'il y a beaucoup à faire ici, et que notre rôle ne doit pas seulement se borner à déterminer la cicatrisation de ces solutions de continuité. Nous devons encore modifier l'état de la peau ambiante, donner, enfin, à la cicatrice, une solidité qui mette les malades à l'abri de ces récidives si fréquentes.

Cette proposition nécessite quelques développements, et une excursion légère dans le domaine de cette classe de maladies.

Presque tous les ulcères des jambes tiennent à des causes purement locales. A part le virus syphilitique, le scorbut, la cachexie paludéenne, qui produisent des solutions de continuité d'un aspect caractéristique, ils sont presque tous entretenus par des conditions locales, inhérentes aux tissus sur lesquels ils siégent, et reconnaissent pour cause ordinaire une violence primitive. Ce sont, en général, de vieilles plaies ulcérées. Voici, du reste, comment les choses se passent :

Une plaie contuse ou une simple contusion constituent une solution de continuité dont la guérison offre des difficultés. Souvent même plusieurs contusions ont eu lieu. La plaie, loin de guérir, revêt un mauvais aspect, et l'ulcère s'établit. A mesure que l'affection vieillit et que des récidives se produisent, la peau devient malade au pourtour de l'ulcère, et acquiert des conditions physiques qui rendent sa guérison extrêmement difficile. Elle prend en général une densité plus considérable et des conditions qui se rapprochent du tissu des cicatrices. Tantôt, c'est de l'épaississement qui se manifeste, il y a induration, production de couches épidermiques, quelquefois même de sécrétions comme cornées. C'est alors que l'on observe ces bords plus élevés, et qui ont pu faire croire à des déperditions de substance qui n'existaient réellement pas. Tel est l'ulcère calleux des auteurs, si fréquent et si mal apprécié.

D'autres fois, c'est de l'amincissement qu'on observe ; la peau est brillante, fixe, et luisante comme de la porcelaine : variété qui n'a pas été, que je sache, décrite, et qui cependant mérite bien de l'être.

Il n'est pas rare, non plus, de voir se produire des éruptions variées, caractérisées ordinairement par des bulles et par des vésicules. Leurs produits de sécrétion forment, en se concrétant, des écailles, des croûtes, ou des résidus furfuracés, qui ont pu faire croire que l'ulcère tenait à une disposition herpétique; cet état est, en général, exclusivement local comme les précédents.

La distinction qui a établi des variétés nombreuses parmi les ulcères a, je le répète, plus nui que servi à la thérapeutique. On a voulu y voir autant d'entités morbides séparées, alors que la maladie était une quant à son mécanisme, et que les différences ne résidaient que dans des épiphénomènes insignifiants et ne méritaient pas, dans la majorité des cas, les honneurs d'une thérapeutique spéciale. Que fait, en effet, le chirurgien? Il commence par déterminer la détersion de l'ulcère par l'application de quelques cataplasmes et l'observation du repos. Dans la suite, la thérapeutique varie encore fort peu. Quelques pansements au cérat, et, pour les cas difficiles, les bandelettes agglutinatives combinées au repos, suffisent pour amener la guérison dans un temps variable selon la grandeur et l'ancienneté de la solution de continuité. Remarquons, en passant, ce fait, que cette prétendue atonie à laquelle les auteurs ont voulu rattacher la plupart des ulcères des jambes, est loin d'exister, car les stimulants, les excitants locaux sont rarement mis en usage, et, la plupart du temps, plus nuisibles qu'utiles.

Pour nous, Messieurs, l'ulcère décrit par quelques auteurs sous le nom d'atonique, c'est-à-dire, celui qui est complètement étranger à une cause générale, telle que la syphilis, l'infection paludéenne, le scorbut par exemple, est une affection *sui generis*, de cause presque toujours locale; c'est une vieille plaie passée à l'état ulcératif, par une suite d'excitations, par l'absence de soins de propreté, etc., et s'accompagnant de modifications telles des tissus périphériques, que si elles persistent après la guérison de l'ulcère, ce qui est fréquent, elles peuvent devenir la cause de récidives nombreuses et d'autant plus difficiles à guérir qu'elles auront été plus multipliées.

Un moyen plus philosophique de procéder, bien préférable par conséquent à des distinctions qui n'ont aucune base solide, c'est de rechercher l'influence qui régit ces modifications de tissus, ces sécrétions anormales qui avoisinent souvent l'ulcère. Elle existe, à notre avis, dans la circulation veineuse superficielle, si souvent gênée. C'est là sa véritable cause locale, beaucoup plus appréciable que cette prétendue atonie que quelques auteurs ont invoquée.

Cette opinion, Messieurs, qui, comme vous le voyez, ne tendrait à rien moins qu'à modifier profondément l'histoire et surtout la thérapeutique des ulcères, ne m'est pas exclusivement personnelle. On peut voir, dans la *Médecine opératoire* de Lisfranc, des idées qui se rapprochent beaucoup de celles que je viens d'émettre. Pour le chirurgien de la Pitié, comme pour moi, l'oblitération des veines doit avoir une large part dans la thérapeutique des ulcères.

Cette indication, du reste, se présente dans plusieurs des moyens vantés pour la guérison de ces solutions de continuité. La thérapeutique ne vient-elle pas, en effet, démontrer que le traitement le plus efficace, celui qui réussit le mieux et le plus rapidement, est la compression ? La méthode de Baynton, que le professeur Roux a si grandement popularisée parmi les chirurgiens, et qui, dans la majorité des cas, donne de prompts succès, est une preuve de ce que j'avance.

Seulement, les résultats qu'on obtient ainsi sont purement palliatifs et temporaires. La cicatrice qui succède à l'ulcère repose sur des tissus anormaux, et contient ainsi tous les germes d'une récidive souvent prochaine. Tous les soins du chirurgien doivent donc tendre à rendre à la peau ses conditions physiologiques. Là sera la véritable guérison, sûre et durable, la cure radicale enfin. Elle réside, à mon sens, dans l'oblitération des veines qui ont avec l'ulcère des rapports que j'ai cherché à déterminer.

Mon opinion, à cet égard, corroborée par les quelques cas d'injection que j'ai pratiqués, repose sur d'autres faits antérieurs. Dans le cours de mes études médicales, j'avais déjà été frappé des résultats qu'obtenait notre confrère, M. le docteur Rey, qui attaquait fréquemment par les caustiques les veines des jambes ulcérées. Ces solutions de continuité guérissaient avec une grande facilité, et, pour ainsi dire, sans traitement autre que cette opération.

Envisagée sous ce point de vue, l'oblitération des veines superficielles constitue une nouvelle indication qu'il convient d'étudier avec soin, parce qu'elle est bien positivement fertile en résultats, et devrait être prise comme règle générale dans le traitement des ulcères des membres, toutes les fois que le système veineux est pathologiquement dilaté, ou que des altérations notables de la peau existent au pourtour de l'ulcère et semblent présager de fréquentes récidives. A ceux qui objecteront que c'est là une opération, et que, toutes les fois qu'on agit sur des veines, on s'expose à voir se développer des accidents d'infection purulente, je répondrai que ces chances sont ici bien minimes, et que la nouvelle méthode semble promettre une innocuité que l'on a, jusqu'à présent, inutilement cherchée dans ses aînées; puis, qu'on peut bien enfin courir quelques chances pour guérir radicalement de certains ulcères, maladie qui, vous le savez, empoisonne les jours des malheureux qui en sont porteurs, les condamne à une inaction préjudiciable, et les expose à des accidents intercurrents, qui, dans les hôpitaux, ne sont malheureusement que trop fréquents.

3° Manuel opératoire de l'injection dans les veines.

Cette opération, sans offrir des difficultés sérieuses, exige cependant quelques précautions dont l'observation exerce une grande influence sur les suites.

Pour rendre les veines apparentes, on fera lever le malade après avoir eu le soin d'établir une compression à l'aide d'un lien plat. On lui recommandera même de marcher un peu.

Afin d'avoir le plus de chances de réussir, il faut d'abord se rendre exactement compte de la marche du sang dans le système veineux superficiel. Ce point, si facile à juger généralement, peut devenir ambigu lorsque ces dilatations veineuses sont poussées à l'extrême, qu'il excite de véritables pelotons variqueux produits par des anastomoses morbides.

L'état physiologique de la veine doit ensuite préoccuper l'opérateur. On choisira, autant que possible, les points dans lesquels il existe du sang liquide ou des dilatations ampullaires qui paraissent s'accompagner de l'amincissement des parois de la veine. L'adhérence de ce vaisseau à la peau ne constituerait point, à mes yeux, une contre-indication. Il n'en serait pas de même de la présence de caillots volumineux qui auraient l'inconvénient de rendre la manœuvre inutile, impossible même par suite de la pénétration de la canule dans leur intérieur. Ici, comme dans le traitement des anévrismes, il importe, au plus haut point, d'injecter dans du sang liquide.

Le malade étant couché, s'il est trop pusillanime, ou dans la position verticale, bien plus favorable pour amener la turgescence des veines, un aide est chargé d'isoler, par deux compressions exactes, une colonne de sang de deux ou trois centimètres. Le chirurgien procède alors à la ponction, qui est faite avec un petit trocart, supé-

rieur cependant en volume à celui qui sert à la ponction des anévrismes.

Cette modification me paraît nécessaire, parce qu'il importe que le
sang s'échappe par la canule au moment où l'on visse la seringue,
et cela afin de ne pas injecter d'air. La ponction doit être faite par
un coup sec et dirigé un peu obliquement, selon l'axe du vaisseau.
J'ai, en effet, remarqué que quelques veines avaient une telle facilité à se laisser déplacer, que la ponction perpendiculaire avait l'inconvénient de faire manquer l'ouverture du vaisseau. Si la veine
était, au contraire, solidement pincée, on serait exposé à la trans-
percer, inconvénient qui, sans être d'une haute gravité, doit cependant être évité.

La principale difficulté que le chirurgien éprouve à pratiquer la
ponction a pour cause la résistance qu'opposent à l'action du trocart
les couches fibreuses du derme. Cette difficulté est telle que, dans
certains cas, il faut déployer une grande force, et que l'opérateur se
trouve exposé à pénétrer à une assez grande profondeur dans les
tissus. C'est afin de remédier à cet inconvénient que j'ai, dans quelques cas, introduit dans mon manuel la modification suivante : J'ai eu
le soin d'entamer avec la pointe d'une lancette effilée la couche
fibreuse du derme, et de frayer ainsi au trocart une voie plus com-
mode. La ponction de la veine se trouve de la sorte singulièrement
facilitée. J'ai eu toujours, ici, le soin de faire une piqûre très-minime
et bien inférieure à celle de la saignée, cherchant à n'attaquer que
le derme sans pénétrer dans la couche cellulo-adipeuse qui le
double.

Cette légère modification à mon procédé opératoire primitif, mo-
tivée ainsi que je l'ai fait, offre cependant quelques inconvénients.
La piqûre a plus de chances de s'enflammer, irritée qu'elle est par
l'action du perchlorure de fer. Et n'y aurait-il que cela, que le chirurgien doit, je crois, être très-circonspect dans son emploi, et ne
la mettre en usage que lorsqu'il prévoit ou éprouve de trop grandes
difficultés à la ponction directe, que chez ces malades porteurs d'anciens ulcères des membres, dont la peau, soumise à des irritations
successives, a subi une sorte de dégénérescence par induration.

La quantité de solution qu'il faut injecter varie selon le calibre de
la veine. Généralement six à huit gouttes suffisent. Dès que le caillot
est formé, ce qui est presque instantané, j'ai le soin de faire relâcher

la compression inférieure, afin de laisser arriver l'ondée sanguine, élément du caillot définitif. Après cinq minutes, je fais cesser la compression supérieure, en ayant toutefois la précaution de maintenir une légère compression à l'aide du lien circulaire destiné à modérer la circulation de retour. Le malade doit garder scrupuleusement le lit et être mis à la diète.

Les détails que j'ai donnés à l'action du perchlorure de fer injecté dans les veines nous tracent la thérapeutique à suivre dans les complications qui peuvent survenir. Immédiatement après l'injection, applications froides pour prévenir la réaction, que l'on doit combattre, une fois développée, à l'aide de moyens proportionnés à son énergie. Si les noyaux deviennent douloureux, rouges, application de cataplasmes émollients. Si la peau intermédiaire se prend et qu'une inflammation érysipélateuse s'établisse, on fera des frictions d'onguent napolitain associé à l'extrait de belladone; on ponctionnera les abcès qui peuvent se présenter. Si les ganglions inguinaux et cruraux devenaient intumescents par suite d'une inflammation lymphatique, quelques sangsues feraient se dissiper des accidents au premier abord inquiétants.

On doit ne point retirer l'instrument immédiatement après l'injection, et surtout enlever ensemble canule et trocart. Procéder contrairement à ce précepte, exposerait à abandonner quelques gouttes d'injection dans le tissu cellulaire, faute qui entraînerait nécessairement une inflammation péri-veineuse et quelquefois un petit point de gangrène.

Le lieu d'élection, le nombre des injections qu'il faut pratiquer, sont des questions importantes que je m'empresse d'aborder. Sans doute, on ne peut pas poser ici de règles sans exception et tout à fait absolues, car il convient de tenir compte des dispositions morbides, qui, nous le savons, sont extrêmement variables. Le système veineux superficiel, principalement lorsqu'il est anormalement dilaté, offre des anomalies de position et de nombre. Chez certains malades, les veines sont uniformément dilatées, et on n'observe que les troncs principaux, ce qui, soit dit en passant, constitue le cas le plus favorable. Chez d'autres, il y a des pelotons veineux qui, s'entrelaçant, s'anastomosent, compliquent l'opération. Il est des sujets chez lesquels les varices sont bornées à la portion jambière du membre inférieur; il en est d'autres chez lesquels la cuisse participe à la maladie.

Ceci une fois admis, il y a donc lieu de se demander s'il convient d'attaquer les rameaux inférieurs, c'est-à-dire la jambe, ou s'en prendre au tronc principal, agir par conséquent sur la cuisse.

Ce point est sujet à controverse, et les limites de ce travail ne me permettent point d'agiter cette question avec tous les détails qu'elle mérite. Qu'il me suffise, Messieurs, de répondre en m'inspirant des faits sur lesquels se base ici mon expérience, faits que je ne crois pas cependant assez nombreux pour être autorisé à considérer mes conclusions comme irrécusables.

Toutes mes tentatives, à part deux toutefois, ont été faites dans un sens. Aucun accident grave n'est survenu. Je suis donc autorisé à continuer à agir de même, d'autant plus que le manuel opératoire est environné de moins de chances défavorables. J'ai attaqué les veines de la jambe et préféré des injections multiples dans les grosses branches qui viennent alimenter les troncs principaux. Cette méthode me paraît plus logique et surtout moins dangereuse en théorie. Il est, en effet, plus facile d'oblitérer des vaisseaux d'un calibre inférieur, et, si des accidents suppuratifs, ou de telle autre nature que ce soit, viennent à se développer, on s'éloigne d'autant plus du centre de la circulation.

Chez deux malades, cependant, j'ai procédé d'une autre manière et n'ai eu qu'à me louer du résultat. Mais je dois reconnaître que les deux sujets offraient des conditions toutes particulières. Tous les deux étaient porteurs d'une dilatation *cylindroïde* de la saphène interne. Cette veine était tout à fait isolée. Au-dessus du genou siégeait une dilatation ampullaire qui offrait les dimensions d'un œuf de pigeon.

Ce point me paraissait un véritable lieu d'élection. Je pratiquai l'injection dans son intérieur, et obtins ainsi une coagulation satisfaisante. Le résultat fut des plus simples; c'est à peine si un peu d'inflammation fut constaté. Un des malades, porteur d'un ulcère calleux dont la cicatrisation n'avait pas pu être obtenue depuis huit ans, guérit avec une très-grande rapidité.

Mais, j'ai hâte de le reconnaître, les cas de cette nature constituent de véritables exceptions. Ordinairement les varices sont multiples; elles sont plus apparentes à la jambe qu'à la cuisse. C'est pourquoi on doit plus particulièrement les attaquer dans ce lieu et à l'aide de plusieurs injections.

Tout en préconisant cette manière de faire, je ne prétends pas, cependant, en rendre le nombre trop considérable. Il faut principalement avoir le soin de les éloigner assez les unes des autres pour se ménager autant d'inflammations indépendantes, au lieu d'une phlegmasie générale qui serait la conséquence d'une pratique opposée. Généralement, deux à quatre injections suffisent. On pourrait même agiter la question de les pratiquer en plusieurs temps et à quelques jours d'intervalle, à mesure que la nécessité en serait démontrée.

Dans deux circonstances, j'ai eu à traiter, pour avoir manqué à ce précepte, des accidents locaux d'une certaine intensité, mais qui, cependant, ne m'ont pas inspiré un seul instant de crainte pour la vie des malades.

Appréciation générale de la cure radicale des varices.

Pour être admise sans répugnance dans la thérapeutique, une méthode doit présenter deux conditions principales : l'innocuité d'abord, puis une efficacité durable. — C'est sur ces deux points qu'ont été basées la plupart des objections que les auteurs ont adressées aux procédés de cure radicale des varices.

Le premier de ces reproches est incontestable. Nous l'avons proclamé au début de notre travail. Il s'adresse à toutes les opérations sanglantes qu'on a dirigées contre les veines, telles que : incision, excision, ligature, séton, etc. La cautérisation seule a paru, surtout lorsqu'on prenait le soin de mortifier d'emblée toute l'épaisseur du vaisseau par un caustique puissant, tel que le chlorure de zinc par exemple, réunir des chances suffisantes d'innocuité. C'est ainsi que, sur une vingtaine de faits de cautérisation à l'aide de la potasse caustique, que nous avons vu opérer, nous n'avons le souvenir que de deux morts, proportion encore trop forte, lorsqu'on réfléchit que les maladies qui ont nécessité ces opérations ne constituaient pas, en général, des conditions mortelles. La cautérisation d'après la méthode de M. Brunet nous paraît offrir encore plus d'innocuité. Reste l'injection de perchlorure de fer, qui, à chances égales, doit être préférée : car, peu douloureuse, la manœuvre est d'une simplicité encore plus grande.

Les matériaux que je possède ne peuvent pas faire juger définitivement la question de prééminence, mais ils peuvent avoir une utilité relative, d'autres tentatives ayant eu lieu ailleurs, et entrer comme éléments dans une statistique.

J'ai pratiqué l'injection de perchlorure dans les veines un certain nombre de fois. Sur quinze cas, dont le résultat a été soigneusement enregistré, je trouve : dix fois l'absence de toute suppuration, trois fois la suppuration en l'absence de toute réaction générale, une fois l'érysipèle, une fois la mort.

Notons d'abord la rareté de l'érysipèle dans un hôpital comme celui de Bordeaux, voué, comme on le sait, d'une manière à peu près constante à cette phlegmasie épidémique. Cette circonstance ne semblerait-elle pas indiquer que, comme l'injection iodée, celle de perchlorure de fer est peu susceptible d'entraîner ce genre de terminaison? Quant au cas de mort, il convient de représenter les traits principaux de cette observation, parce que je crois que l'injection ne doit pas porter ici toute la responsabilité, et qu'elle n'est qu'un des éléments du résultat :

« Gras (Julien), marin, âgé de 68 ans, entre à l'Hôpital pour deux vastes ulcères qui occupent une grande partie de la face interne et postérieure des deux jambes. — Les veines saphènes externes et internes sont variqueuses des deux côtés, et présentent des flexuosités nombreuses, que l'on peut suivre jusqu'au voisinage des deux ulcères. Deux injections sont pratiquées. Celle du côté gauche est suivie d'un abcès très-limité, et dont la cicatrisation a lieu très-rapidement. »

Les deux ulcères se cicatrisent avec une très-grande rapidité, comme nous l'avons toujours remarqué dans les faits analogues. Le vingt-cinquième jour après l'injection, le malade est pris de fièvre, de vomissements, et un abcès phlegmoneux se développe avec rapidité à la partie supérieure de la cuisse droite. En ponctionnant cet abcès, une rameau veineux d'un certain calibre est ouvert, et une hémorrhagie assez forte a lieu. Quelques jours après, le malade est repris de frissons et succombe avec tous les symptômes de l'infection purulente. A l'autopsie, on trouve du pus dans les veines, des abcès métastatiques. Quelle a été ici l'origine de l'infection purulente? Est-ce l'injection, ou bien la plaie veineuse pratiquée en ouvrant l'abcès? J'avais donc raison de placer à côté de ce cas de mort un point d'interrogation. L'abcès peut bien avoir été ici un phénomène critique. Cet homme était porteur d'ulcères qui suppuraient beaucoup,

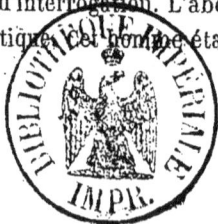

5

et qui se trouvent brusquement supprimés. En voilà certes assez pour déterminer des accidents généraux et des collections purulentes. Je l'ai déjà vu un certain nombre de fois, il est des ulcères, véritables émonctoires auxquels la constitution s'est accoutumée, et dont la guérison est suivie de désordres généraux ayant fréquemment pour conséquence la mort.

Ce fait malheureux nous a mis à même de faire l'anatomie pathologique des veines injectées. Les pièces et leur reproduction fidèle en cire vous ont été présentées, il y a quelques mois. Comme moi, vous avez pu constater l'efficacité du procédé : les deux veines injectées étaient solidement oblitérées par un caillot consistant qui s'étendait jusque dans les dernières ramifications veineuses situées au pourtour de l'ulcère. Sa consistance, son degré d'organisation, paraissaient d'autant plus solides, qu'on se rapprochait du point où l'injection avait été pratiquée. Dans cet endroit, des adhérences solides commençaient à s'établir.

Vous le voyez, Messieurs, dans les limites de mon expérimentation, je ne trouve qu'encouragement. Sur quinze opérés, un seul succombe, et encore ce fait doit-il être accompagné des restrictions que j'ai posées. Les autres accidents qui ont été notés, conservent jusqu'au dernier moment le caractère local.

Il nous reste maintenant, pour terminer, à examiner la question de la récidive ; car il en est de la cure radicale des varices comme de celle des hernies : on ne lui a souvent accordé qu'une valeur temporaire.

A ce sujet, il convient, je crois, de s'étendre sur la valeur de cette proposition. La cure radicale des varices est permanente en soi ; une veine obstruée par un caillot, et réduite à l'état de cordon ligamenteux, ne peut pas redevenir perméable, et, par conséquent, le point de départ de varices ulcéreuses. Ce n'est ici, comme à la suite des ligatures antérieures, que par des dilatations anastomotiques que la récidive peut avoir lieu. Il faut donc, pour l'éviter, associer, pendant un certain temps, la cure palliative à la radicale, c'est-à-dire recourir à la compression circulaire.

Mais je prévois ici une objection qui n'est que spécieuse. Vous n'aurez, me dira-t-on, rien gagné à votre opération, puisque le malade est obligé de conserver le bas lacé, comme auparavant. A cela on peut répondre, qu'autre chose est de porter un bas lacé comme moyen préventif ou comme moyen compresseur de varices volumineuses ; puis, qu'en supposant même une absence totale de soins chez le malade opéré, ce dernier aura toujours gagné quelque chose, s'il était porteur d'ulcères des jambes, puisque les dilatations qui s'établiront, portant sur d'autres troncs, auront perdu leur influence. Sur le tissu périphérique à la perte de substance, la cicatrice sera plus solide.

Telles sont, Messieurs, les réflexions que j'avais à vous soumettre sur ce point de pratique, si digne d'exciter la sollicitude des chirurgiens. Deux questions afférentes ne sont point développées par moi : je veux parler de l'injection dans les hémorrhoïdes et le varicocèle. Si je ne l'ai point fait, c'était d'abord pour ne point abuser de votre attention, et ensuite parce que, manquant de faits, je me serais vu réduit à une simple discussion théorique. J'ai préféré laisser ces deux sujets à traiter, me proposant de poursuivre mes expériences et de vous en communiquer le résultat, comme je viens de le faire pour les varices, et comme je l'avais déjà fait pour les anévrismes.

Je me résume dans les conclusions suivantes :

1° La cure des varices peut être tentée à l'aide de méthodes diverses dont le choix est loin d'être indifférent, à raison des chances inégales de gravité qu'elles présentent.

2° L'injection de perchlorure de fer a pris rang parmi ces moyens ; sa valeur ne peut encore être exactement assignée, mais les faits existants jusqu'à ce jour autorisent à la classer parmi les plus innocents.

3° Le perchlorure de fer injecté dans les veines ne se comporte pas toujours de la même manière. Il peut ne point enflammer leur intérieur, mais il amène ordinairement un degré de phlegmasie variable, que le chirurgien doit s'attacher à rendre non suppurative.

4° Les ulcères des membres sont généralement modifiés d'une manière particulière par l'oblitération du système veineux superficiel.

5° Cette oblitération réagit principalement d'une manière favorable sur la peau ambiante et sur le tissu qui supporte la cicatrice.

6° Comme tous les procédés qui peuvent amener la suppuration ou la destruction du système veineux, l'injection de perchlorure de fer guérit radicalement ; mais le malade, pour prévenir des dilatations collatérales, doit se soumettre à une compression ultérieure, au moins pendant un certain temps ; de même que le hernieux, soumis à la cure radicale, est condamné à l'usage du brayer, s'il ne veut pas voir reparaître une nouvelle tumeur.

7° Enfin, pour être complètement vrai, faut-il admettre la possibilité de la non-oblitération de la veine après l'injection. Dans une forme que nous avons décrite et qui est caractérisée par l'absence d'inflammation, le caillot peut être déplacé et détruit avant l'oblitération définitive.

Malgré cet inconvénient, le chirurgien n'en doit pas moins faire tous ses efforts pour modérer l'inflammation et même pour en prévenir le développement.

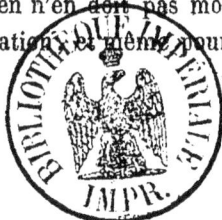

EUGÈNE SOULÉ.

Bordeaux. — Imprimerie générale de Mme CRUGY, rue et hôtel Saint-Siméon, 16.

www.ingramcontent.com/pod-product-compliance
Lightning Source LLC
Chambersburg PA
CBHW050428210326
41520CB00019B/5839